Selbstfürsorge – was ist das und wie macht man das?

Selbstfürsorge bedeutet so viel wie Psychohygiene und Selbstschutz, damit es uns gutgehen kann und wir auch für andere da sein können. Nur wer gut für sich selbst sorgen kann, kann das auch für andere.

»Ich verstehe darunter einen liebevollen, wertschätzenden, achtsamen und mitfühlenden Umgang mit mir selbst und das Ernstnehmen meiner Bedürfnisse« – Luise Reddemann *(2005, S. 565)*.

Aus systemischer Sicht meint Selbstfürsorge, dass jeder Mensch sein Wohlbefinden bis zu einem gewissen Grade selbst gestalten und mitverantworten kann *(Meseck 2022, S.45)*. Damit ist gemeint, die eigenen Bedürfnisse, Körpersignale und Emotionen wahr- und ernst zu nehmen und entsprechend wohlwollend mit ihnen umzugehen.

Ein Problem dabei: Die Selbstwahrnehmung eigener Körpersignale und Bedürfnisse im Beratungsberuf ist oft ausbaufähig. Beruflich Helfende sind häufig sehr genügsam und gerne für andere da, können jedoch selbst eher schwer Hilfe annehmen.

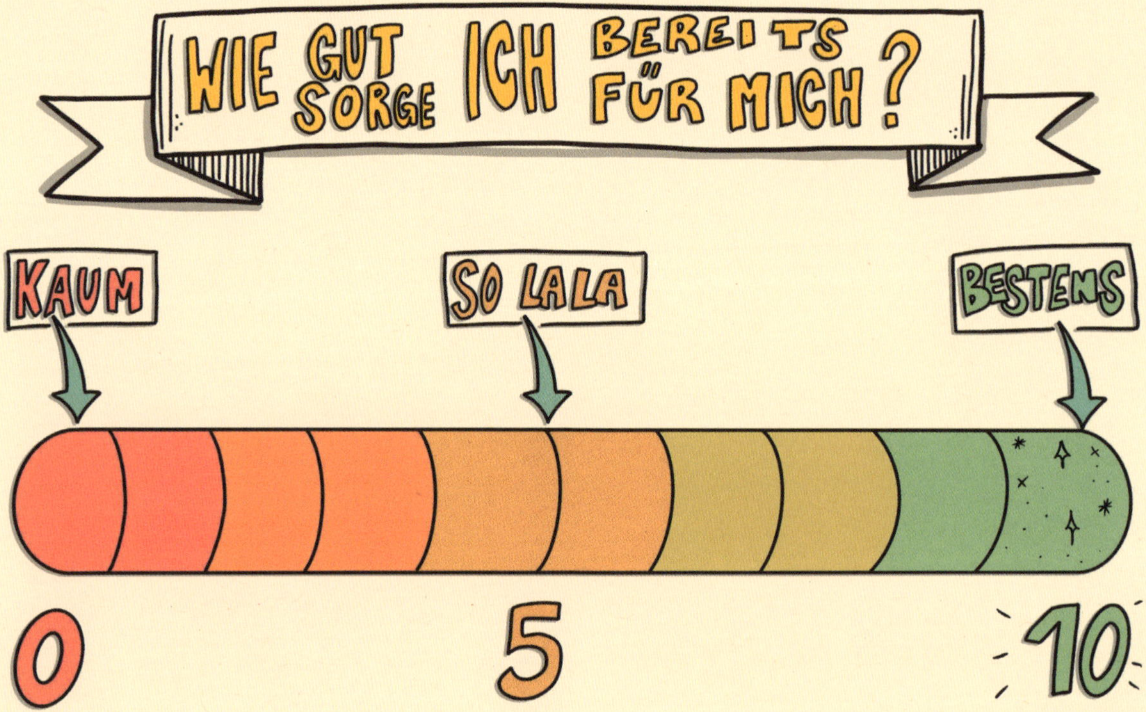
WIE GUT SORGE ICH BEREITS FÜR MICH?
KAUM
SO LALA
BESTENS
0
5
10

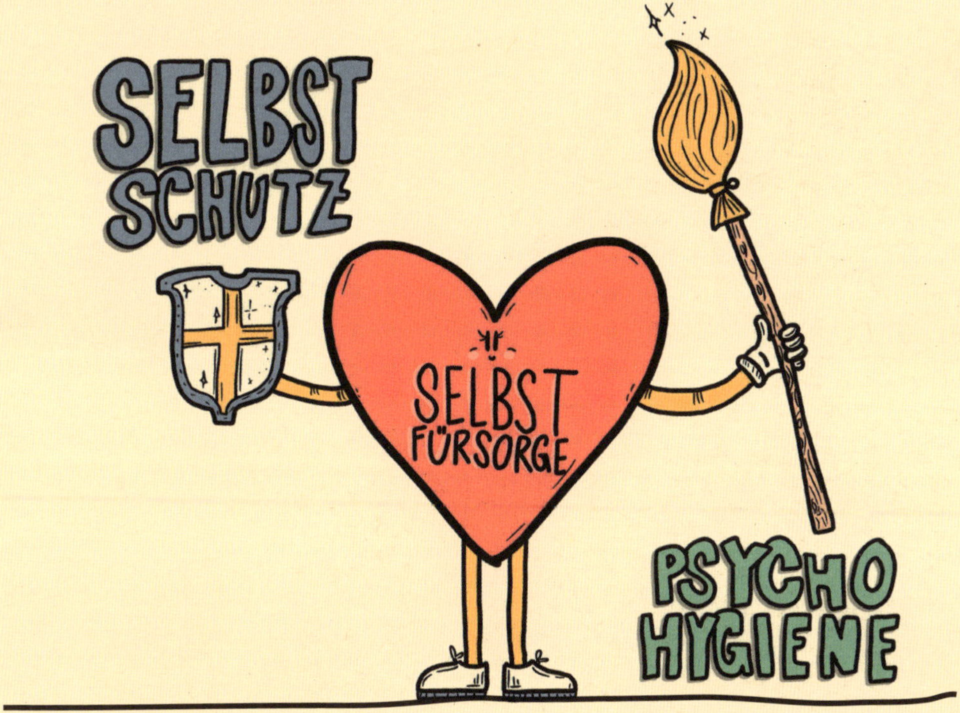

Gesund gut aufgestellt

Ariane Bentner & Jan P. Jung

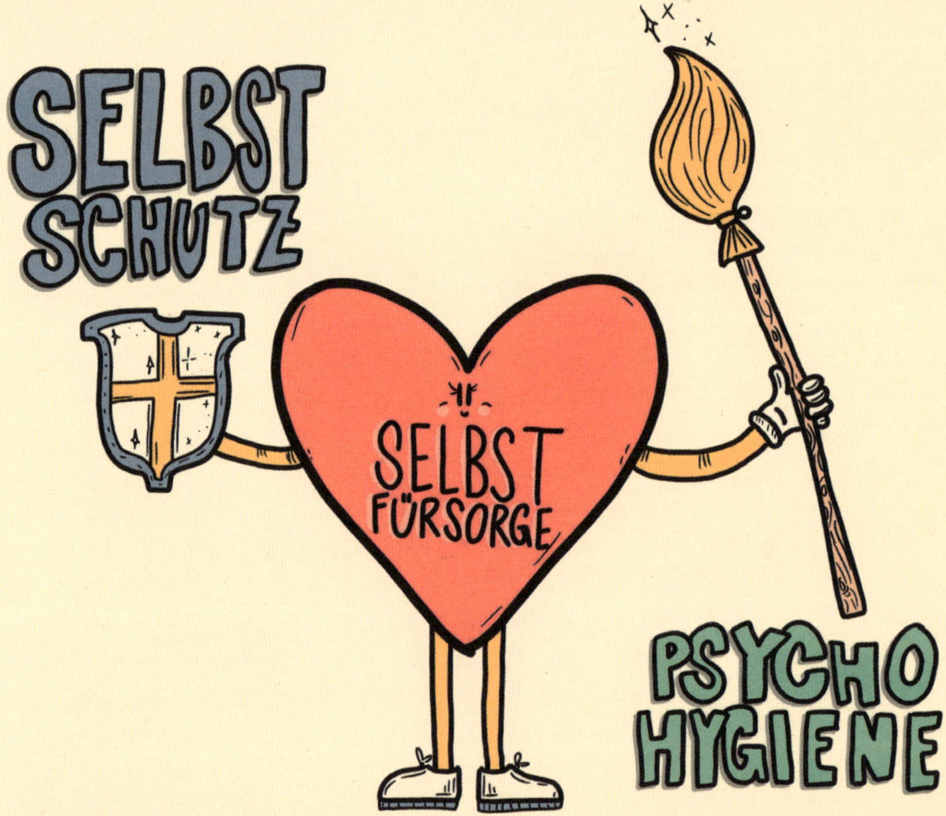
SELBST SCHUTZ
SELBST FÜRSORGE
PSYCHO HYGIENE

Hand aufs Herz: Wie gut sorgen Sie bereits für sich?

Es kann helfen, wenn wir von Zeit zu Zeit einen kurzen »Selbsttest« machen und uns fragen, wie es um unsere Selbstfürsorge bestellt ist. Wer gut und regelmäßig für sich sorgt, hat gute Chancen, auch belastende und kritische Zeiten gesund zu überstehen. Einfach schauen, wo Sie auf der Selbstfürsorge-Skala Ihren Punkt aufkleben oder -malen möchten ...

Auswertung:

0 bis 4,9: Da geht noch mehr! Direkt weiter zur Selbstfürsorge-Tankstelle (Seite 15) und auftanken!

5 bis 10: Sie sind auf einem guten Weg, aber in der heutigen Zeit ist Selbstfürsorge eine dauernde Herausforderung, also: Dranbleiben!

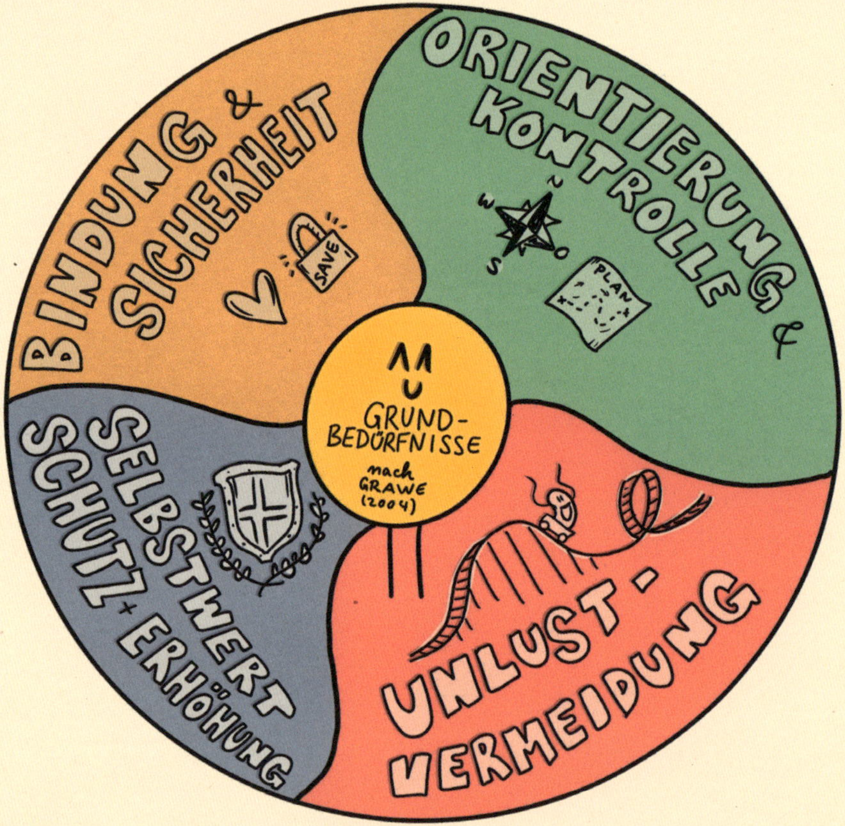
BINDUNG & SICHERHEIT
SAVE
ORIENTIERUNG & KONTROLLE
PLAN
GRUND-BEDÜRFNISSE
nach GRAWE (2004)
SELBSTWERT SCHUTZ + ERHÖHUNG
UNLUST-VERMEIDUNG

Fürsorge – Verhalten und Empathie sind wichtige Ressourcen

Die gute Nachricht: Wer anderen Menschen helfen möchte und einen entsprechenden Beruf ergreift, tut zunächst einmal etwas Sinnvolles und von der Evolution Gewolltes: Er oder sie unterstützt Menschen dabei, ihre Grundbedürfnisse zu befriedigen, wenn das für Klienten z. B. in der eigenen Familie nicht möglich ist. Außerdem sind wir Menschen zweibeinige Herdentiere, und bei diesen ist das sog. Fürsorgeverhalten angeboren und universell, evolutionär vorteilhaft und im Hinblick auf Bindungen existenziell: Ohne menschliche Anteilnahme, Fürsorge und Unterstützung sind wir nicht lebensfähig. Die Sorge für oder um andere ist übrigens in allen Kulturen und Religionen in unterschiedlicher Art und Weise erwünscht, geboten oder sogar verlangt. So weit, so gut.

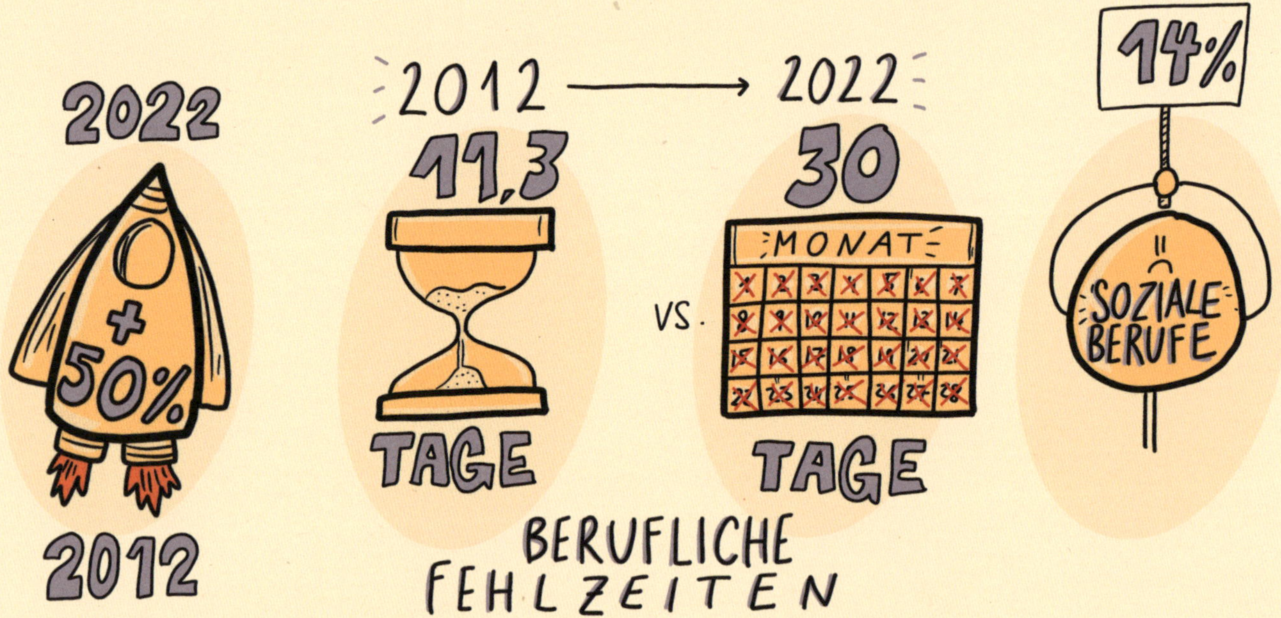
2022
+50%
2012
2012 → 2022
11,3
TAGE
VS.
30
MONAT
TAGE
14%
SOZIALE BERUFE
BERUFLICHE FEHLZEITEN

Was sagt die Forschung?

Psychische Erkrankungen haben nach Angaben der größten deutschen Krankenkasse AOK im Zeitraum von 2012 bis 2022 um fast 50 % zugenommen. Die entsprechenden Fehlzeiten haben sich im selben Zeitraum auf durchschnittlich fast 30 Tage pro Patient:in erhöht. Zum Vergleich: Der Durchschnitt aller Erkrankungsgruppen lag 2022 bei 11,3 Tagen *(Badura et al. 2023)*.

Mehr als jeder vierte Mensch ist einmal im Leben von einer psychischen Krankheit betroffen. Im Gesundheits- und Sozialwesen bilden psychische Erkrankungen mit 14 % die häufigste Ursache für (besonders lange) Fehlzeiten. Häufigste Diagnosen sind Angststörungen, affektive Störungen und Depressionen. Zu den meistgenannten psychischen Beschwerden gehören zunehmende Erschöpfung, Wut, Verärgerung und Lustlosigkeit *(Badura et al. 2023)*.

Eine psychische Erkrankung zählt zu den vier wichtigsten Ursachen für den Verlust gesunder Lebensjahre und verkürzt die Lebenserwartung im Vergleich zur Allgemeinbevölkerung um 10 Jahre *(DGPPN 2023)*.

Eine Studie zur psychischen Erschöpfung in sozialen Berufen (u. a. Pflege, frühkindliche Bildung, soziale Arbeit und Polizei) zeigt, dass die psychische Erschöpfung dort höher war als in der Vergleichsgruppe. Aus den Studienergebnissen lässt sich deutlich ableiten, dass die sozialen Beratungsberufe unbedingt Unterstützung benötigen, um die Belastungen zu reduzieren und gesund zu bleiben *(Bauknecht u. Wesselborg 2022)*.

Gute Gründe für präventives Handeln!

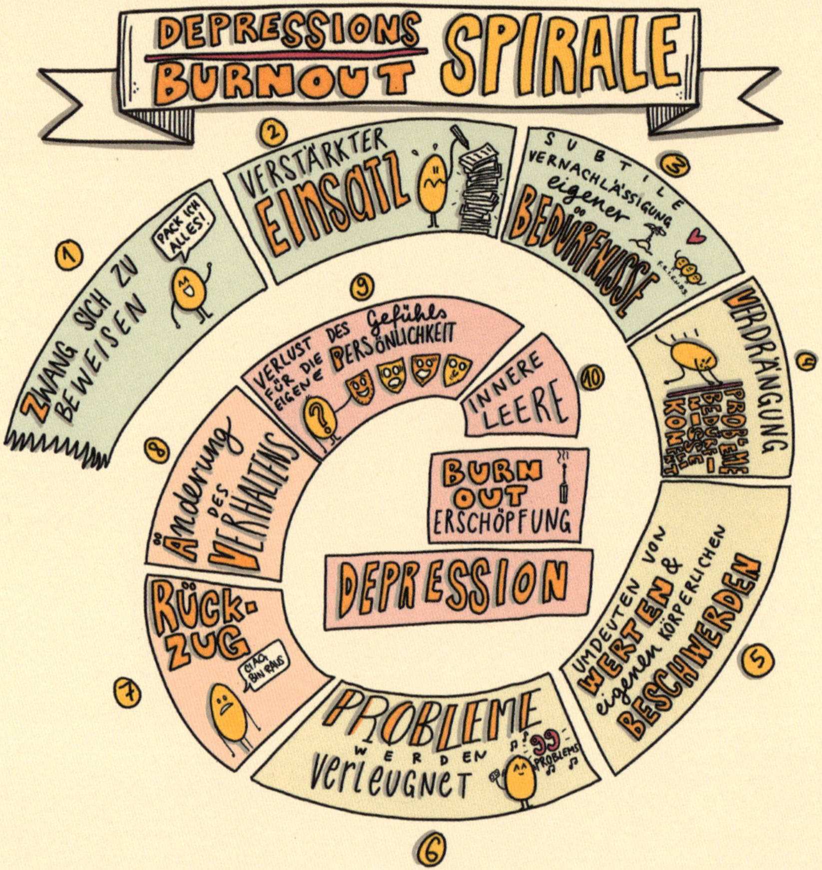
DEPRESSIONS
BURNOUT
SPIRALE
1
ZWANG SICH ZU BEWEISEN
PACK ICH ALLES!
2
VERSTÄRKTER EINSATZ
3
SUBTILE VERNACHLÄSSIGUNG eigener BEDÜRFNISSE
FRIENDS
4
VERDRÄNGUNG
PROBLEME
BEDÜRFNISSE
KONFLIKT
5
UMDEUTEN VON WERTEN & eigenen KÖRPERLICHEN BESCHWERDEN
6
PROBLEME WERDEN verleugnet
99 PROBLEMS
7
RÜCK-ZUG
CIAO, BIN RAUS
8
Änderung DES VERHALTENS
9
VERLUST DES Gefühls FÜR DIE EIGENE PERSÖNLICHKEIT
10
INNERE LEERE
BURN OUT
ERSCHÖPFUNG
DEPRESSION

Burnout

Ein Merkmal von Burnout ist die emotionale Erschöpfung. Sie ist ein wichtiger Indikator für das psychische Wohlbefinden. Wie die Burnout-Spirale zeigt, ist der Weg zum Ausgebranntsein mehr als nur eine Folge von Stress: Burnout kann viele Auslöser haben. Die Forschung beschreibt z. B. Gesellschafts- sowie Wirtschaftskrisen, aber auch betriebliche Effizienz und enormen Leistungsdruck als auslösende Faktoren. Daher liegt die Burnout-Prävention nicht nur in der Verantwortung des Einzelnen, sondern sollte ebenfalls von organisationaler Seite mit übernommen werden. Frauen (nicht nur im Beratungsberuf) scheinen besonders gefährdet zu sein, vor dem Hintergrund unrealistisch hoher oder perfektionistischer Ansprüche an sich selbst, an einem Burnout zu erkranken *(vgl. Bentner u. Jung 2021)*.

In der Statistik zu Berufsgruppen mit den meisten Arbeitsunfähigkeitstagen aufgrund von Burnout-Erkrankungen (je 1.000 AOK-Mitglieder im Jahr 2021) wird deutlich, dass sieben von zehn betroffenen Berufen zu den sog. helfenden Berufsgruppen gehören *(Radtke 2023)*.

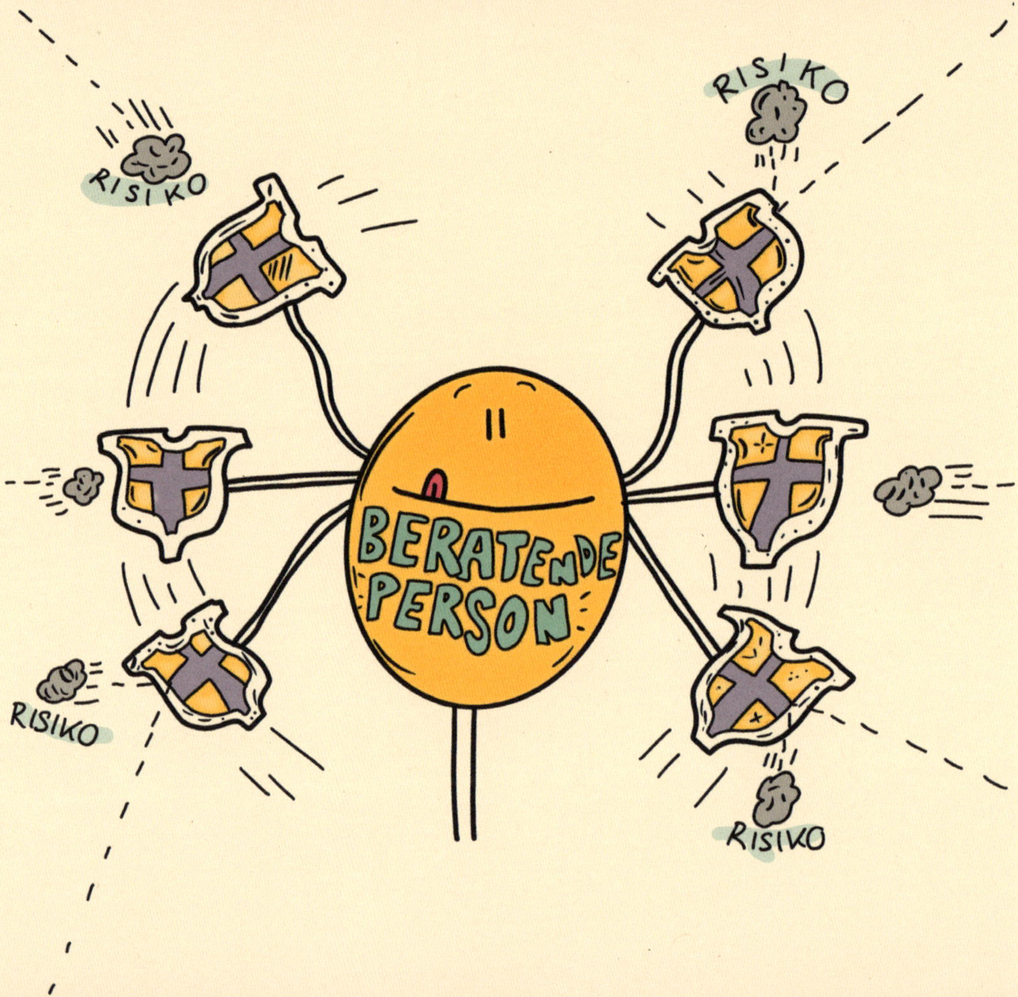
RISIKO
RISIKO
BERATENDE PERSON
RISIKO
RISIKO

Risikofaktoren im Beratungsberuf

Wie kommt es zu diesen massiven Belastungen bei der Berufsgruppe der psychosozialen Helfer:innen und Berater:innen, die so wichtig ist und gleichzeitig stark gefährdet, psychisch zu erkranken?

Einen der Hauptbelastungsfaktoren im Beratungskontext bildet die emotionale oder kognitive »Ansteckungsgefahr« (Stichwort: Spiegelneuronen). Eine experimentelle Beispielstudie mit Studierenden bestätigt das: 45 Studierende telefonierten jeweils mit 15 depressiven und 15 nicht depressiven Psychiatrie-Patient:innen – Ergebnis: »Hatten die Studenten mit Depressiven gesprochen, waren sie anschließend deutlich depressiver, ängstlicher und feindseliger als nach Gesprächen mit anderen Patienten oder normalen Kontrollpersonen« *(Hoffmann u. Hofmann 2020, S. 85)*.

Die Erklärung: Es kam zu einer sog. kognitiven Ansteckung, d. h., die Studierenden übernahmen Glaubenssätze und Sichtweisen der psychisch kranken, depressiven Patient:innen.

Beratende müssen sich also besonders schützen, wenn sie belastende Kontakte mit Klient:innen haben.

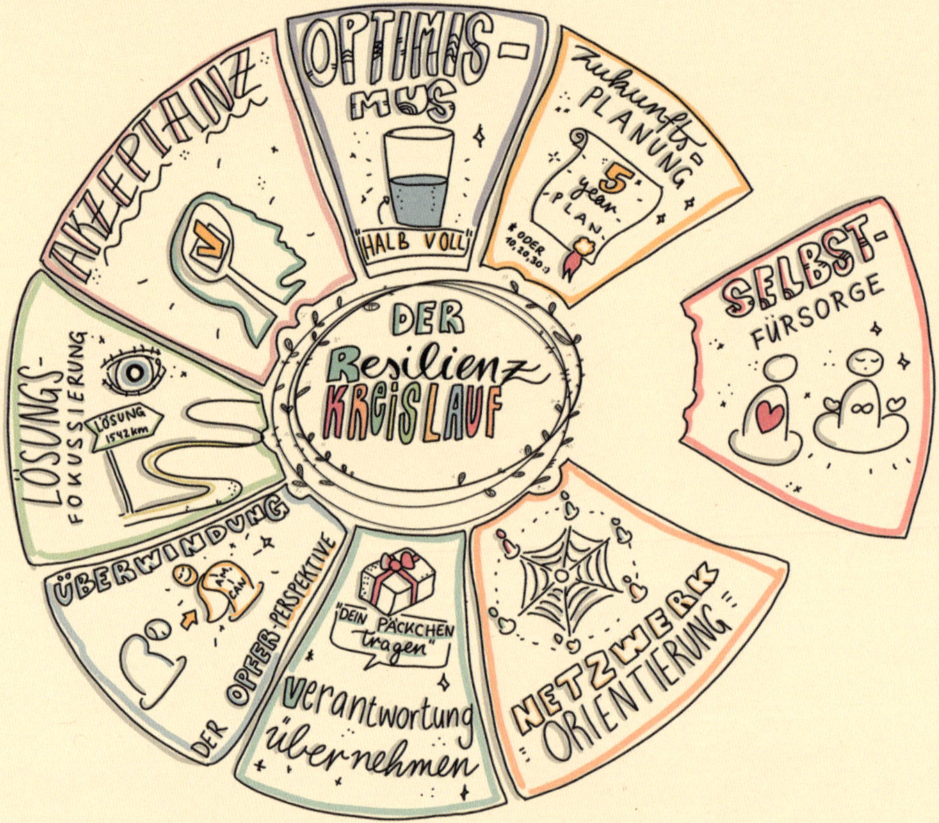

DER Resilienz KREISLAUF
OPTIMIS-MUS
"HALB VOLL"
Zukunfts-PLANUNG
5 year PLAN
ODER 10, 20, 30 :)
SELBST-FÜRSORGE
NETZWERK ORIENTIERUNG
"DEIN PÄCKCHEN tragen"
Verantwortung übernehmen
ÜBERWINDUNG DER OPFER-PERSPEKTIVE
I AM I CAN
LÖSUNGS-FOKUSSIERUNG
LÖSUNG 1542 km
AKZEPTANZ

Selbstfürsorge als wichtiger Aspekt der eigenen Resilienz

Ein Klassiker in der Arbeit zur Selbstreflexion ist der Resilienz-Kreislauf. Er bietet viele Einsatzmöglichkeiten gerade für besonders belastete Berufsgruppen.

Der Resilienz-Kreislauf umfasst acht Aspekte:

- Selbstfürsorge
- Optimismus
- Zukunftsplanung
- Netzwerk-Orientierung
- Verantwortung übernehmen
- Überwindung der Opfer-Perspektive
- Lösungsfokussierung
- Akzeptanz

Zu jedem Aspekt können wir uns immer wieder fragen:

- Wie steht es darum bei mir, meinem Team, meiner Abteilung usw.?
- Wieviel Selbstfürsorge betreibe ich bereits?
- Was täte mir noch gut?

Das Erlernen von (mehr) Selbstfürsorge kann die eigene Resilienz erheblich stärken.

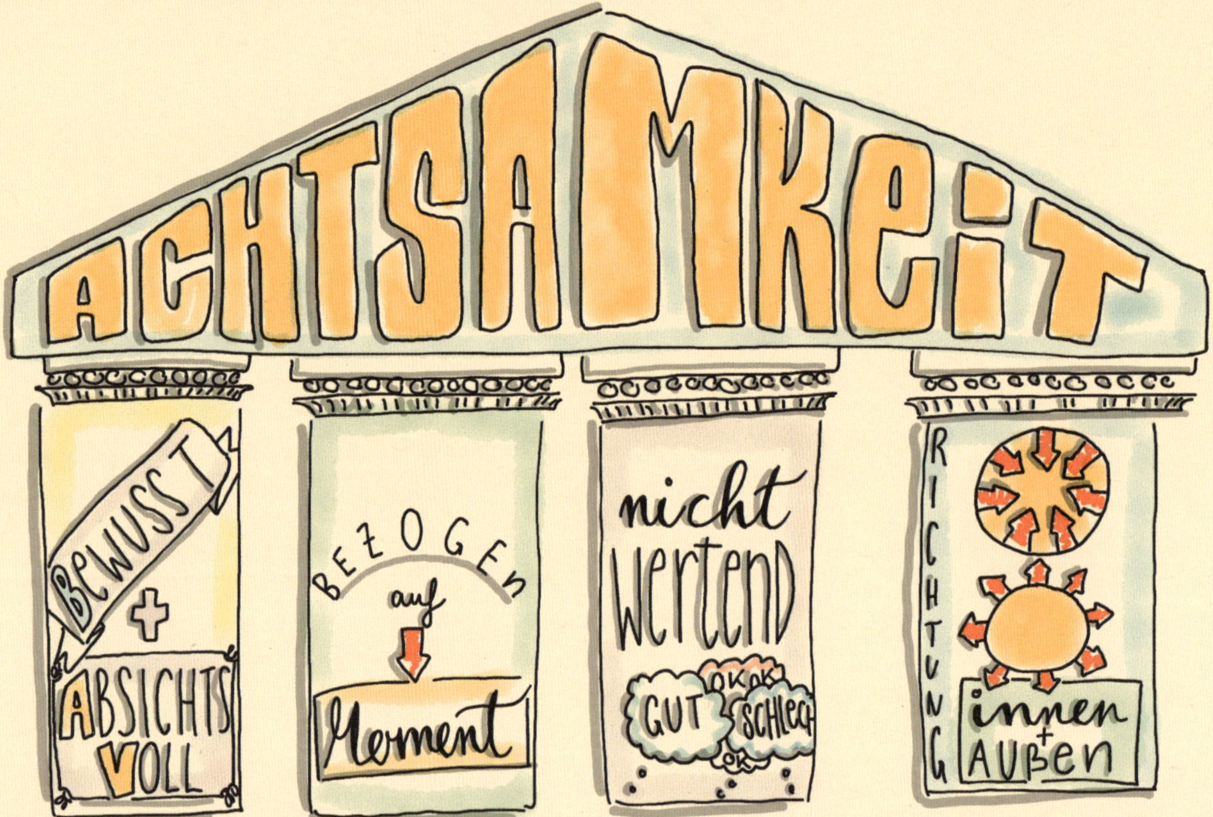
ACHTSAMKEIT
BEWUSST
+
ABSICHTSVOLL
BEZOGEN
auf
Moment
nicht
wertend
GUT
OK OK
SCHLECH
OK
RICHTUNG
innen
+
außen

Achtsamkeit

Achtsamkeit bedeutet im Grunde nichts anderes als den Versuch, unsere Aufmerksamkeit zu einem bestimmten Zeitpunkt nur auf eine Sache zu lenken. Das fällt unserem Gehirn nicht leicht, führt aber zu guten Gefühlen und viel Konzentration und Entspannung, wenn es uns gelingt.

Wir müssen Achtsamkeit regelmäßig trainieren.

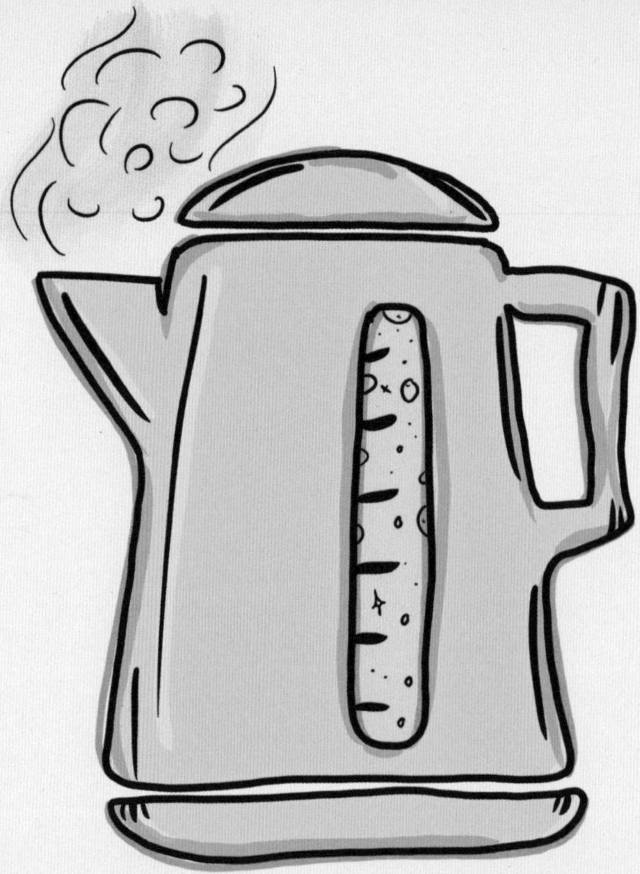

Für Achtsamkeits-Ängstliche: die Wasserkocher-Meditation

Diese Übung ist etwas für echte Achtsamkeits-Vermeider:innen! Einfach mal in der nächsten Pause ausprobieren ...

Anleitung:

1. ca. 1 l Wasser in den Wasserkocher füllen
2. Wasserkocher einschalten
3. sich vor den Wasserkocher stellen (nicht wieder wegrennen und noch schnell dieses oder jenes erledigen!)
4. dem Wasser beim Erhitzen zuschauen und atmen
5. dabeibleiben, bis das Wasser kocht, und dabei wahrnehmen: Was macht mein Körper? Welche Gedanken kommen? Welche Gefühle?
6. Wasser in die Tasse gießen
7. Fertig!

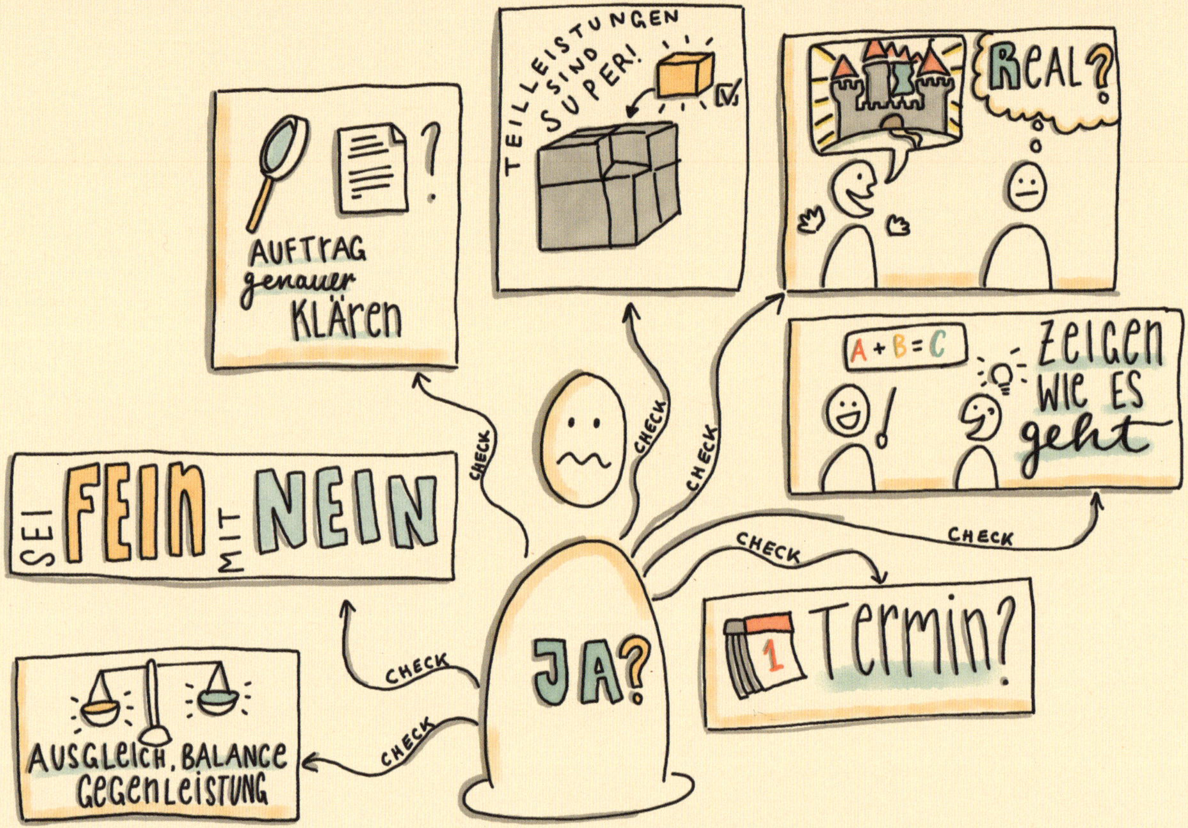
AUFTRAG genauer KLÄREN
TEILLEISTUNGEN SIND SUPER!
REAL?
ZEIGEN WIE ES geht
A + B = C
SEI FEIN MIT NEIN
JA?
Termin?
1
AUSGLEICH, BALANCE GEGENLEISTUNG
CHECK
CHECK
CHECK
CHECK
CHECK
CHECK
CHECK

Gesund abgrenzen

Wenn wir im Stress-Modus sind, grenzen wir uns ab. Meist tun wir dies aber auf ungesunde Art und Weise, z. B. indem wir herumschreien und andere mit unserer schlechten Stimmung anstecken oder abwerten.

Das ist gerade im Beratungsberuf problematisch, weil es unsere professionelle Arbeitsbeziehung zur Klient:in beeinträchtigt.

Hier sind sechs gesunde Alternativen dazu, mit denen Sie gleichzeitig Ihre Selbstfürsorge trainieren können: **Wenn Sie eigentlich unsicher sind, ob Sie wirklich Ja sagen wollen:**

1. Prüfen Sie, was die andere Person genau von Ihnen erwartet, um den Auftrag genauer zu klären. Prüfen Sie auch, ob Sie wirklich die richtige Person für das Anliegen sind.
2. Fragen Sie, bis wann das Gewünschte fertig sein soll, und überlegen Sie, ob und wie weit Ihnen das realistisch erscheint.
3. Leisten Sie Hilfe zur Selbsthilfe, indem Sie der Person zeigen, wie es geht, so dass sie es selbst machen kann.
4. Vereinbaren Sie eine Teilleistung, wenn Sie absehen können, dass Sie das Ganze nicht schaffen werden.
5. Bieten Sie eine Gegenleistung an, indem Sie aushandeln, was Sie dafür bekommen oder weglassen können.
6. Und zum guten Schluss: Wenn all das nicht funktioniert, erlauben Sie sich ein klares Nein!

Last, but not least: Wenn das alles nicht hilft, probieren Sie es mit dem sog. ELMO-Prinzip: E-nough, L-et's M-ove O-n!
(Es reicht, lasst uns nach vorne schauen! – *nach: Amann u. Egger 2018)*

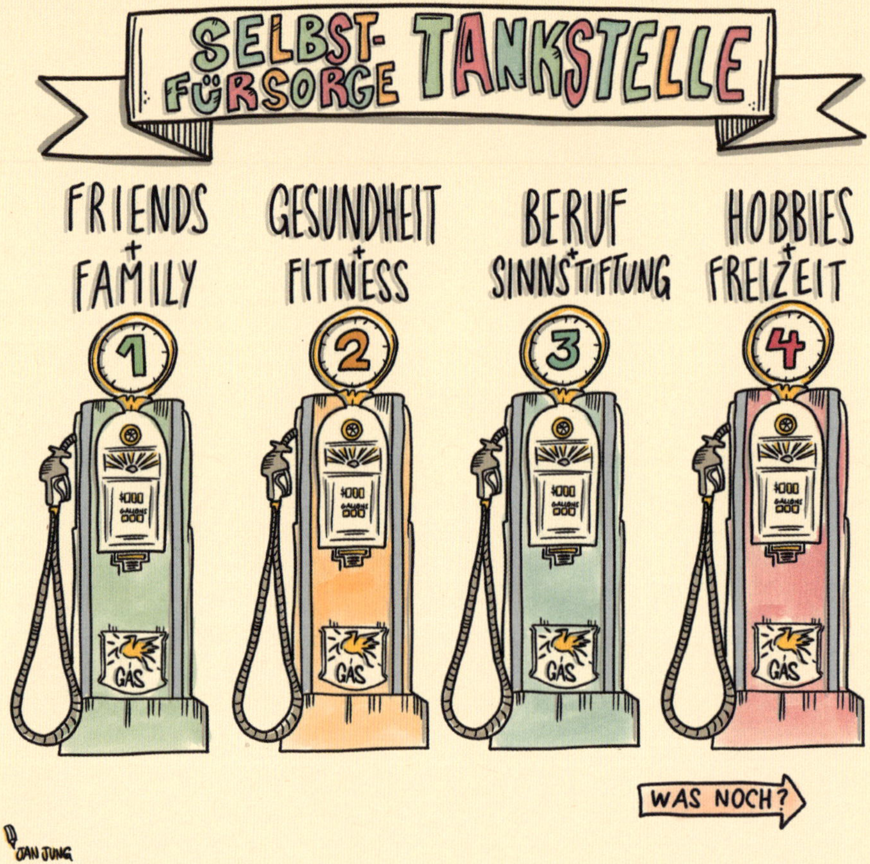

SELBST-FÜRSORGE TANKSTELLE
FRIENDS + FAMILY
GESUNDHEIT + FITNESS
BERUF + SINNSTIFTUNG
HOBBIES + FREIZEIT
1
2
3
4
GAS
GAS
GAS
GAS
WAS NOCH?
JAN JUNG

Die Selbstfürsorge-Tankstelle

Wie können Berater:innen nach anstrengenden und belastenden Situationen ihren Tank wieder auffüllen? Dabei kann die Selbstfürsorge-Tankstelle helfen.

Selbstfürsorge speist sich vor allem aus diesen vier Säulen:

- soziale Kontakte, d. h. Freunde und Familie
- Gesundheit und Fitness
- Beruf und Sinnstiftung
- Hobbies und Freizeit.

Natürlich können in keiner unserer Lebensphasen alle vier Säulen vollständig gefüllt sein. Wir können sie aber regelmäßig »durchchecken«, den aktuellen Füllstand prüfen und schauen, was wir tun oder auch unterlassen können, um die einzelnen Säulen wieder aufzufüllen.

Die Frage lautet also:
Wo könnte/sollte/möchte ich aktuell noch nachtanken?

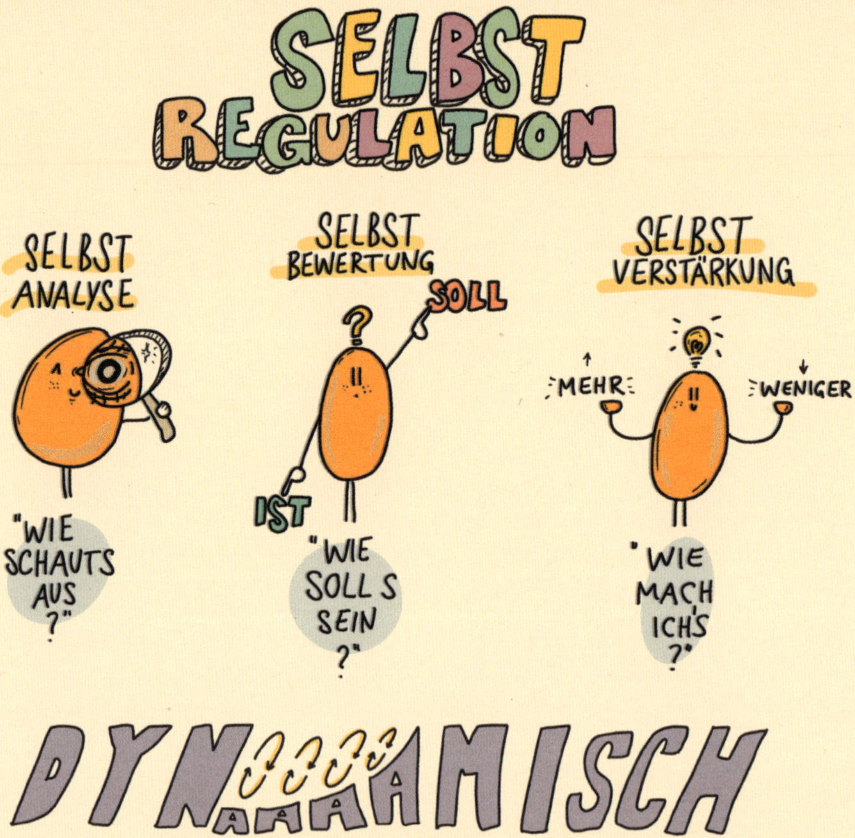
SELBST REGULATION
SELBST ANALYSE
"WIE SCHAUTS AUS?"
SELBST BEWERTUNG
SOLL
IST
"WIE SOLL S SEIN?"
SELBST VERSTÄRKUNG
MEHR
WENIGER
"WIE MACH ICH'S?"
DYNAAAAAMISCH

Prävention: Die Kunst der Selbstregulation

Ein Risikofaktor im Beratungsberuf besteht darin, dass man selbst unvorbereitet in emotional herausfordernde, kritische Situationen mit Klient:innen hineinrutscht. Hier ist die Kunst der (emotionalen) Selbstregulation sehr nützlich. Sie hilft, solche Situationen souverän zu meistern.

Selbstregulation wird als zentraler Aspekt von Resilienz betrachtet und bezeichnet die Fähigkeit des Menschen, das eigene Verhalten im Hinblick auf selbst gesetzte Ziele zu steuern – so ähnlich wie beim Heizungsthermostat. Das Selbstregulations-Modell von Frederick H. Kanfer (2012) folgt den drei Schritten Selbstbeobachtung und -analyse, Selbstbewertung und Selbstveränderung.

Diese Schritte ermöglichen es uns, den Ist-Zustand mit dem Soll-Zustand zu vergleichen und das eigene Verhalten entsprechend an die neue Situation anzupassen. Diese drei Schritte können helfen:

1. Achtsam sein und erst einmal merken, was mit mir passiert / los ist, ohne es gleich zu bewerten. Ruhig atmen kann helfen (mit oder ohne Wasserkocher, vgl. Abb. 8).

2. Überlegen, was die Situation besser machen würde. Wenn ich z. B. merke, dass ich sehr aufgeregt bin, wäre ein mögliches Ziel, mich zu beruhigen.

3. Erinnern, welche Aktivitäten, Gedanken, Bilder, Begegnungen usw. mir früher in vergleichbaren Situationen geholfen haben, und das eigene Verhalten entsprechend regulieren: Wovon sollte ich mehr tun, wovon weniger? Diese Verhaltensweisen lassen sich trainieren, damit sie beim nächsten Mal leichter abgerufen werden können.

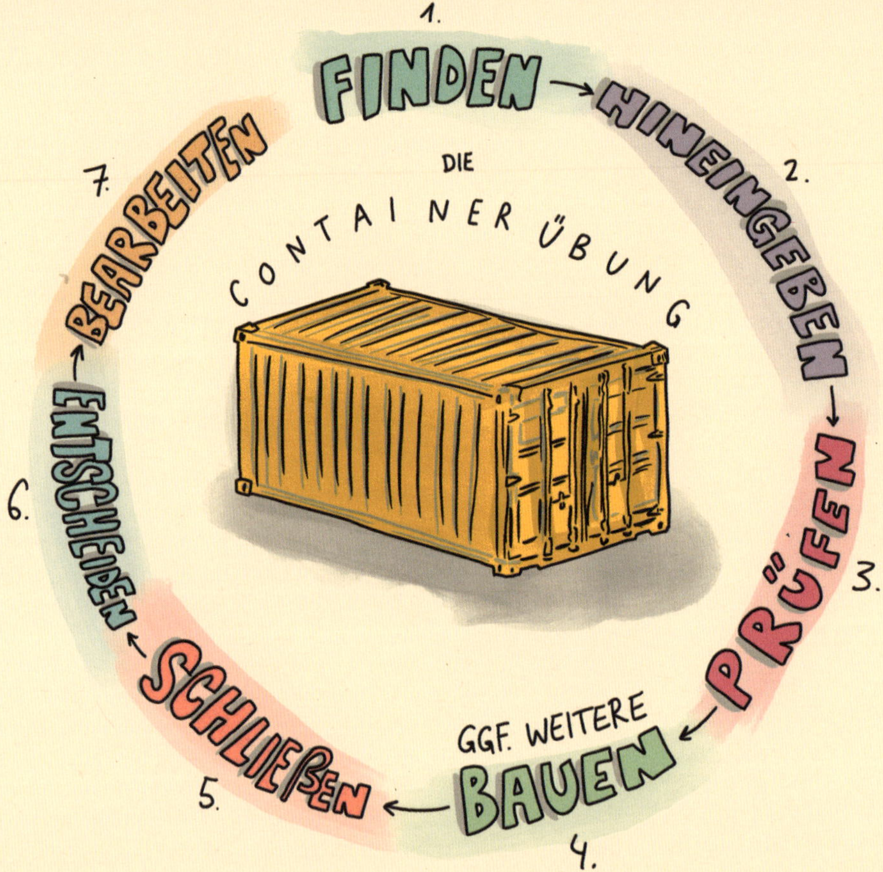
DIE
CONTAINER ÜBUNG
1. FINDEN
2. HINEINGEBEN
3. PRÜFEN
4. GGF. WEITERE BAUEN
5. SCHLIEßEN
6. ENTSCHEIDEN
7. BEARBEITEN

Gesund bleiben: Die Container-Übung

Menschen im Beratungsberuf erleben immer wieder emotional herausfordernde Situationen im Umgang mit Klient:innen. Sie befinden sich, tiefenpsychologisch betrachtet, häufig in der Dynamik von »Übertragung« (z. B. der Emotionen der Klient:innen auf ihre Person) und »Gegenübertragung« (was diese wiederum bei ihnen auslösen). Dieses Erleben kann emotional stark belasten, und oft ist es kaum möglich, diese Belastungen einfach so loszuwerden.

Hier kann eine lösungsfokussierte Methode aus der Trauma-Arbeit helfen, alles, was aktuell nicht bearbeitbar erscheint, symbolisch an anderer Stelle zu platzieren: die sog. Container-Übung (manchmal auch Tresor-Übung oder auch »Wartezimmer für Probleme« und Schutz vor Überflutungserleben genannt; *Huber 2013, S. 323*). Übrigens: Diese Übung funktioniert auch sehr gut zur Stressbewältigung.

Anleitung Container-Übung (im sog. Arbeits-Du formuliert):

1. Finde in Deiner Vorstellung ein Behältnis. Es kann ein Container sein, ein Schrank, ein Tresor oder etwas ganz anderes. Male es gerne auf, wenn Du möchtest. Es sollte auf jeden Fall verschließbar sein.
2. Lass nun in Deiner Vorstellung alles, was für Dich aktuell/heute/in der Situation XY schwierig oder belastend ist/war und was Du momentan nicht bearbeiten kannst oder willst, in diesen Container hineingehen. Und es ist ganz egal, ob es sich dabei um Personen, Situationen, Gedanken oder Gefühle handelt. Nimm Dir so viel Zeit wie nötig!
3. Wenn alle(s) in Deinem Container verstaut ist, prüfe, ob die Dinge dort in Ruhe sein können.
4. Möglicherweise ist es nötig, in Deiner Vorstellung einen oder mehrere themenspezifische Container zu bauen, z. B. einen für berufliche Situationen und einen für Gesundheitsthemen o. Ä.
5. Verschließe dann Deine(n) Container fest und finde einen Standort dafür. Wichtig ist, dass der Standort nicht zu nah an Deinem Körper ist und jederzeit für Dich erreichbar, wenn Du es willst (No-Gos: ins All schießen oder auf dem Meeresgrund versenken).
6. Du entscheidest, wann der richtige Zeitpunkt gekommen ist – und ob er überhaupt kommt –, an dem Du Dich mit den Inhalten des Containers wieder beschäftigen willst/wirst.
7. Wenn ja: die Inhalte erst bearbeiten, wenn für Dich absolut sichere Bedingungen herrschen, Du also eine Umgebung hast, wo Du die Dinge im geschützten Rahmen bearbeiten/besprechen kannst.

Resilient gut aufgestellt

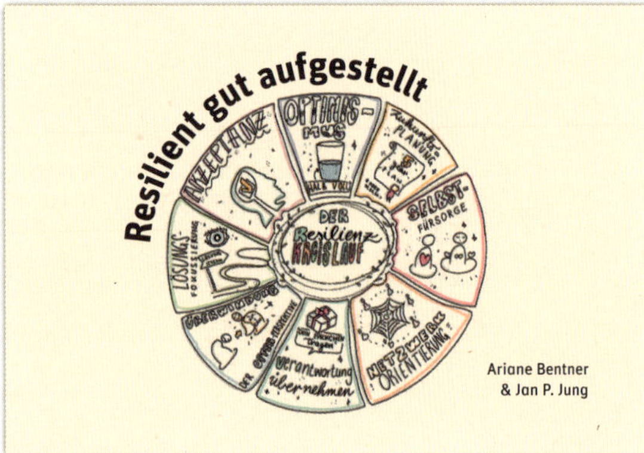

Ariane Bentner/Jan P. Jung
Resilient gut aufgestellt
32 Seiten, Aufsteller,
Spiraldrahtbindung,
21,0 x 14,8 cm, 2022
ISBN 978-3-8497-0465-0

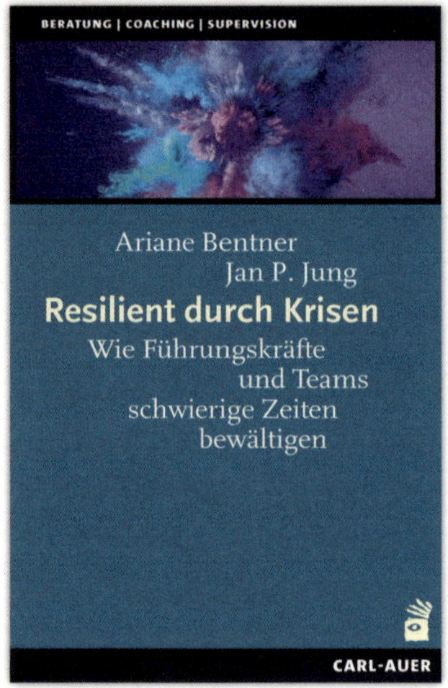

Ariane Bentner/Jan P. Jung
Resilient durch Krisen
Wie Führungskräfte und Teams
schwierige Zeiten bewältigen
199 Seiten, Kt, 2022,
mit 35 farbigen Abbildungen
ISBN 978-3-8497-0445-2
auch als eBook

Literatur und Quellen

Amann, E. G. u. A. Egger (2018): Mikro-Inputs Resilienz. Lebendige Modelle, Interventionen und Visualisierungshilfen für das Resilienz-Coaching und -Training. Bonn (manager Seminare).

Badura, B., A. Ducki, J. Baumgardt, M. Meyer u. H. Schröder (Hrsg.) (2023): Fehlzeiten-Report 2023. Zeitenwende – Arbeit gesund gestalten. Berlin (Springer).

Bauknecht, J. u. B. Wesselborg (2022): Psychische Erschöpfung in sozialen Interaktionsberufen von 2006 bis 2018. Ein Vergleich der Bereiche Pflege, frühkindliche Bildung, Schule, Soziale Arbeit und Polizei. Prävention und Gesundheitsförderung 2022 (3): 328–335.

Bentner, A. u. J. Jung (2022): Resilient durch Krisen. Wie Führungskräfte und Teams schwierige Zeiten bewältigen. Heidelberg (Carl-Auer).

Deutsche Gesellschaft für Psychiatrie und Psychotherapie, Psychosomatik und Nervenheilkunde e. V. (DGPPN) (2023): Basisdaten. Psychische Erkrankungen. Verfügbar unter: https://www.dgppn.de/_Resources/Persistent/6c85d23473cbf71340bd7bff788ad55851cf3982/20231108_Factsheet_Kennzahlen.pdf [19.4.2024].

Hoffmann, N. u. B. Hofmann (2020): Selbstfürsorge für Therapeuten und Berater. Weinheim (Beltz), 3. Aufl.

Huber, M. (2013): Wege der Traumabehandlung. Trauma und Traumabehandlung. Paderborn (Jungfermann), 5. Aufl.

Kanfer, F. H., H. Reinecker u. D. Schmelzer (2012): Selbstmanagement-Therapie. Ein Lehrbuch für die klinische Praxis. Berlin (Springer), 5., korr. u. durchges. Aufl. DOI: https://doi.org/10.1007/978-3-642-19366-8

Meseck, F. (2022): Systemisch agil beraten. Göttingen (Vandenhoeck & Ruprecht).

Reddemann, L. (2005): Selbstfürsorge. In: O. F. Kernberg, B. Dulz, J. Eckert u. P. Holler (Hrsg.): WIR: Psychotherapeuten über sich und ihren »unmöglichen« Beruf. Stuttgart (Schattauer), S. 563–569.

Impressum

Texte: Dr. Ariane Bentner, Jan Jung
Illustrationen: Jan Jung
Gestaltung: Hausgrafik

Wir danken Samya Arbes für die wissenschaftliche Mitarbeit.

Bentner
Systemische Organisationsberatung
& Personalentwicklung
Pallaswiesenstr. 38, 64293 Darmstadt
Telefon: +49 6151 – 27 23 06
info@bentner.de, www.bentner.de

Gesund gut aufgestellt.
Selbstfürsorge und Selbstschutz für Berater:innen

Für den Umgang mit beruflich herausfordernden Situationen ist es entscheidend, den eigenen Selbstschutz und die Sorge für sich selbst zu stärken, um gesund zu bleiben.

Dieser Tischaufsteller führt in Text und Bild vor Augen, was es braucht, um mental und körperlich gesund zu bleiben. Er gehört auf den Schreibtisch von allen, die beruflich anderen helfen oder sie beraten.

Carl-Auer Verlag
www.carl-auer.de
info@carl-auer.de

ISBN 978-3-8497-0552-7
9 783849 705527